Checklisten des Model of Human Occupation

- Interessen-Checkliste (Interest Checklist)
- Rollen-Checkliste (Role Checklist)
- Aktivitäten-Protokoll (Activity Record)
- Fragebogen zur Betätigung (Occupational Questionnaire)

Gary Kielhofner †
Christiane Mentrup
Anja Langlotz

Deutsche Übersetzung der Checklisten:
Christiane Mentrup | Anja Langlotz

EDITION VITA ACTIVA

eine Initiative von Aha ...

herausgegeben von

Ulrike Marotzki | Christiane Mentrup | Peter Weber

gefördert durch

DVE Deutscher Verband Ergotherapie

Die Autorinnen und Übersetzerinnen

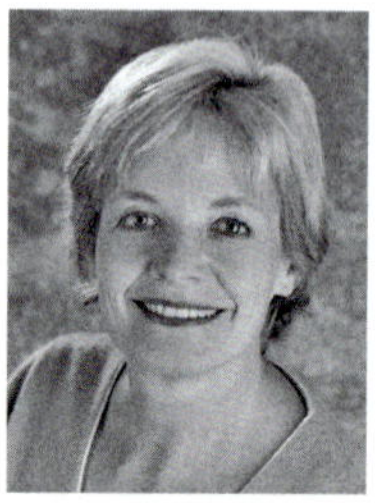

Christiane Mentrup, MScOT, Ergotherapeutin. Seit 2006 Leiterin des Instituts für Ergotherapie an der Zürcher Hochschule für Angewandte Wissenschaften in Winterthur, Schweiz.

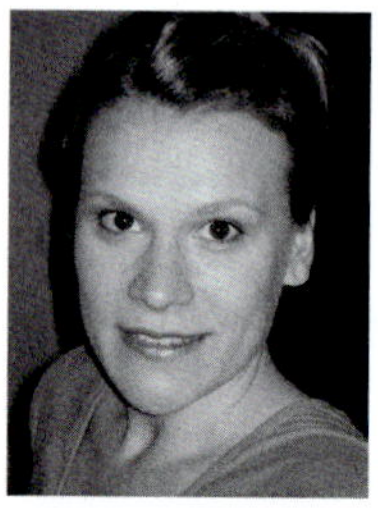

Anja Langlotz, MScOT, Ergotherapeutin. Vier Jahre als Ergotherapeutin in der Arbeitstherapie der Psychiatrischen Universitätsklinik in Zürich tätig.

Checklisten des Model of Human Occupation

- Interessen-Checkliste (Interest Checklist)
- Rollen-Checkliste (Role Checklist)
- Aktivitäten-Protokoll (Activity Record)
- Fragebogen zur Betätigung (Occupational Questionnaire)

Gary Kielhofner †
Christiane Mentrup
Anja Langlotz

Deutsche Übersetzung der Checklisten:
Christiane Mentrup | Anja Langlotz

Schulz-Kirchner Verlag

Bibliografische Information der Deutschen Nationalbibliothek
Die Deutsche Nationalbibliothek verzeichnet diese Publikation in der Deutschen Nationalbibliografie; detaillierte bibliografische Daten sind im Internet über http://dnb.d-nb.de abrufbar.

Besuchen Sie uns im Internet: www.schulz-kirchner.de

Die Veröffentlichung der Checklisten erfolgt im Einvernehmen mit dem Model of Human Occupation, Clearinghouse, Departement of Occupational Therapy, University of Illinois Chicago, Illinois

4. Auflage 2024
3., unveränderte Auflage 2020
2. Auflage 2016
1. Auflage 2012
ISBN 978-3-8248-0883-0
e-ISBN 978-3-8248-0910-3

Mollweg 2, D-65510 Idstein
Vertretungsberechtigte Geschäftsführer: Dr. Ullrich Schulz-Kirchner, Martina Schulz-Kirchner
Fachlektorat: Reinhild Ferber
Lektorat: Petra Schmidtmann
Layout: Susanne Koch
Druck und Bindung: WirmachenDruck GmbH, Mühlbachstraße 7, 71522 Backnang
Printed in Germany

Inhalt

Vorwort der Herausgeber

Die Assessmentreihe der EDITION VITA ACTIVA steht ergotherapeutischen Erhebungsinstrumenten offen, die den Anspruch haben, einen systematischen Entwicklungs-, Erprobungs- und Validierungsprozess zu durchlaufen und sich der Fachkritik zu stellen. In dieser Reihe erscheinen erstens Assessments aus dem englischsprachigen Bereich. Zweitens werden in diese Reihe auch deutschsprachige Erhebungsinstrumente aufgenommen, die den oben genannten Ansprüchen entsprechen.

Englischsprachige Assessments stoßen auf eine große Resonanz in der deutschen Ergotherapie, da sie aus einer klientenzentrierten Perspektive einen besonderen Bezug zu den Alltagsbetätigungen der Klienten herstellen und damit die Relevanz des ergotherapeutischen Ansatzes für Therapie und Rehabilitation besonders deutlich machen. Mit den englischsprachigen Assessments verbindet sich die besondere Herausforderung der kultursensiblen Übersetzung und der terminologischen Festlegung. Individuelle Ansprache und Alltagsbezug sind hochgradig in kulturelle Zusammenhänge eingebettet (Su & Parham, 2002). Hier die Bedeutungen adäquat zu übertragen, erfordert einen systematischen Prozess allmählicher Annäherung zwischen Ausgangs- und Zielkontext, der nicht allein von einer Person geleistet werden kann. Aus diesem Grunde wird die Übersetzung englischsprachiger Assessments in der EDITION VITA ACTIVA einer systematischen Überprüfung unterzogen.
Deutschsprachige Assessments bzw. Erhebungsinstrumente, die in VITA ACTIVA aufgenommen werden, integrieren ergotherapeutisches und interdisziplinäres Wissen, welches die jeweiligen Fachbereiche fundiert. Zudem repräsentieren sie häufig bewährte Arbeitsweisen und Prozessschritte aus der ergotherapeutischen Befunderhebung, z. B. Anamnese- und Reflexionsgespräche, Selbst- und Fremdbeobachtungen. Aufgenommene Neuentwicklungen sind von der klientenzentrierten Vorgehensweise und dem Anspruch, der Mehrdimensionalität des ergotherapeutischen Gegenstandes gerecht zu werden, motiviert.
Die in den Handbüchern beschriebenen systematischen Entwicklungsschritte und Studien verdeutlichen, dass es sich um Instrumente handelt, die das Versuch-und-Irrtum-Stadium hinter sich gelassen haben. VITA ACTIVA repräsentiert mit den in ihr erscheinenden Assessments und Befunderhebungsinstrumenten einen bestimmten Entwicklungsschritt im Professionalisierungsprozess ergotherapeutischer Praxis: die Einsicht in die Notwendigkeit terminologischer Standardisierung und sinngemäßer Überprüfung von Erhebungsinstrumenten und des kritischen Umgangs damit. Hiermit wird ein wichtiger Beitrag zur Qualitätssicherung ergotherapeutischer Maßnahmen erbracht. Nachfolgend werden Validierungsstudien der in dieser Reihe erschienenen Instrumente erforderlich sein. Erst gut validierte Instrumente, von denen es bisher noch zu wenige gibt, werden dazu beitragen, dass auch die deutschsprachige Ergotherapie bspw. im Rahmen größerer Forschungsprojekte ihren genuinen Beitrag zu Therapie-, Rehabilitations- und Präventionserfolgen evident nachweisen kann.

Die Herausgeber
Ulrike Marotzki, Christiane Mentrup, Peter Weber

Literatur:
Su, C.-T. & Parham, L. D. (2002). Case Report – Generating a valid questionnaire translation for cross-cultural use. American Journal of Occupational Therapy, 56, 581-585.

1 Einleitung

In der deutschsprachigen Ergotherapie werden zunehmend unterschiedliche Befunderhebungsinstrumente (Assessments) eingesetzt, um betätigungsbasierte Daten über Klienten zu erheben, die Therapie angemessen zu planen, transparent zu dokumentieren und somit (Wirksamkeits-)Nachweise für die Kostenträger zu erbringen. Häufig kommen diese Assessments aus angelsächsischen Ländern und werden durch sogenannte Praxismodelle wie das Canadian Model of Occupational Performance (CMOP), das Occupational Performance Model Australia (OPMA) oder das Model of Human Occupation (MOHO) theoretisch untermauert.

Die hier beschriebenen Checklisten beziehen sich alle auf das von Gary Kielhofner († 2010) entwickelte Modell der menschlichen Betätigung (Model of Human Occupation, MOHO), wie es in der deutschen Übersetzung genannt wird. Das MOHO bietet eine umfassende Auswahl an unterschiedlichen Befunderhebungsinstrumenten für das ergotherapeutische Arbeiten an. ErgotherapeutInnen[1] aus den Vereinigten Staaten haben im Rahmen einer Studie ihren Einsatz des MOHO u. a. damit begründet, dass es mit ihrem Verständnis von Ergotherapie zusammenpasst und die Bedürfnisse der Klienten reflektiert (Kielhofner 2008, S. 1).

Von 20 bestehenden englischsprachigen Assessments (von denen aktuell 17 in die deutsche Sprache übersetzt wurden) sind inzwischen 13 zusammen mit einem Handbuch veröffentlicht worden. Mithilfe dieser Leitfäden zum Assessment wird die Anwendung in der Ergotherapie unterstützt und eine korrekte Anwendung auf der theoretischen Basis des MOHO sichergestellt. Auf diese Weise werden die Daten entsprechend der Intention der jeweiligen Autorinnen angemessen gesammelt, interpretiert und dokumentiert.

Solche Handbücher existieren im MOHO nur im Zusammenhang mit komplexen Instrumenten, bei denen die Intention, der Einsatz und die Auswertung umfangreicherer Erklärungen bedürfen.

Die hier vorgestellten Checklisten verfügen nicht über entsprechende Leitfäden. Da aber immer wieder der Wunsch nach dem Zugang zu den Instrumenten und Anwenderinformationen von deutschsprachigen Berufskolleginnen und -kollegen geäußert wird, entstand dieses Handbuch für eine Sammlung von vier Checklisten, die alle in den Bereich der Selbsteinschätzung des Klienten fallen.

1 Im Sinne einer besseren Lesbarkeit werden in diesem Band nur die feminine Form für Therapeuten und die maskuline Form für Klienten verwendet. Selbstverständlich sind jeweils Personen beider Geschlechter gemeint.

2 Checklisten als Methoden zur Befunderhebung

In der Ergotherapie werden in unterschiedlicher Weise Daten erhoben. Zu den strukturierten Formen gehören Befunderhebungsinstrumente wie Interviews, Beobachtungsbögen und Checklisten. Bei Checklisten zur Befunderhebung handelt es sich um eine schriftliche Form der Befragung zum Zweck der klientenbezogenen Informationssammlung. In die dafür vorgesehene Tabelle trägt der Klient selbstbestimmt kurze Antworten als Text und/oder häufig in Form eines Hakens (engl. „check") ein. In der Regel wird ein solches Dokument handschriftlich von dem Klienten ausgefüllt, aber auch eine Bearbeitung am Computer ist denkbar.

Ausgefüllt gewährt ein solches Schriftstück aus dem Model of Human Occupation (MOHO) einen Überblick zu den betätigungsbezogenen Daten des Klienten und kann als Grundlage für Folgegespräche (follow up) zwischen Klient und Ergotherapeutin erneut genutzt werden.

Grundsätzlich sind die hier vorgestellten Checklisten für Klienten aller Altersgruppen einsetzbar. Für die Interessen-Checkliste gibt es zusätzlich eine speziell für Kinder und Jugendliche entwickelte Version, das Pediatric Interest Profile (PIP), das noch nicht in deutscher Übersetzung vorliegt. Solche Checklisten sind in der Anwendung (z. B. im Vergleich mit Interviews) weniger zeitaufwendig und können vom Klienten selbstständig oder mit entsprechender Unterstützung benutzt werden. Voraussetzung beim Klienten sind ein gewisser Grad an Realitätsbezug, die entsprechende Motivation und die Fähigkeit, über das eigene Betätigungsverhalten nachzudenken.

Innerhalb des Model of Human Occupation werden über Checklisten Informationen zu den Themen Interessen, Selbstbild, Werte, verinnerlichte Rollen, Gewohnheiten, Fertigkeiten und Umweltaspekte erhoben.

3 Therapeutische Grundhaltung

Das Model of Human Occupation setzt eine klientenzentrierte Grundhaltung bei der Therapeutin voraus, sodass eine partnerschaftliche Beziehung zwischen Therapeutin und Klient gegeben ist.

> „Die Betätigungsziele des Klienten haben Priorität und sind im Zentrum von Befunderhebung und Behandlung. Der Therapeut hört zu und respektiert die Vorstellungen des Klienten. Er passt die Intervention an die Bedürfnisse des Klienten an. Der Klient nimmt aktiv am Aushandeln der Therapieziele teil und wird durch ein entsprechendes Training befähigt Entscheidungen zu treffen. Therapeut und Klient arbeiten zusammen, um die Aspekte zu adressieren, die sich aus der Umwelt ergeben, um die an den Klienten gerichteten Rollenerwartungen zu erfüllen." (Sumsion 1999, S. 5)

Ein Grundsatz der therapeutischen Arbeit sollte es sein, dass die verfügbare Zeit möglichst effizient genutzt wird und die Befunderhebung die notwendigen Ergebnisse bringt. Deshalb sollte die Ergotherapeutin entscheiden, welche Daten für die weitere therapeutische Arbeit mit dem Klienten wesentlich sind. Daraus ergibt sich die Wahl der Checkliste/n.
Die Auseinandersetzung mit therapeutischen Befunderhebungsinstrumenten, wie den hier vorliegenden Checklisten, bietet dem Klienten die Möglichkeit, seine Situation in Bezug auf Produktivität, Freizeit und Selbstversorgung zu reflektieren und somit einen neuen Zugang dazu zu gewinnen. Der Klient sollte informiert werden, dass es sich weder um einen Test noch um eine andere Form der Leistungserfassung handelt (und es somit keine „falschen" oder „richtigen" Aussagen gibt). Die Therapeutin sollte sich bewusst sein, dass der Klient Informationen im Sinne einer sozialen Erwünschtheit (social desirability) geben könnte, statt über seine wirkliche Situation und seine Bedürfnisse zu berichten.

Die Bearbeitung der Checkliste und deren Auswertung durch den Klienten und die Therapeutin bieten für beide einen Erkenntnisgewinn und befähigen somit den Klienten dazu, Experte seiner eigenen Situation zu werden.

4 Therapeutischer Einsatz

Der therapeutische Einsatz von Checklisten geschieht in drei Phasen: Vorbereitung, Durchführung und Nachbereitung.

Vorbereitung

Die Ergotherapeutin sammelt vor dem Einsatz des Assessments die notwendigen „harten" Daten (z. B. aus der Krankenakte oder von Teamkollegen). Sie entscheidet daraufhin, welches Befunderhebungsinstrument für den Klienten angemessen ist. Zu den Kriterien gehören z. B. klientengerechte Themen, Sprache und Darstellung.
Bei jeder der im Folgenden beschriebenen Checklisten ist es von großer Bedeutung, dass die Ergotherapeutin gemeinsam mit dem Klienten den Einsatz des jeweiligen Assessments vorab bespricht. Sie informiert den Klienten im Voraus über Ziel, Inhalt, Zeit, Dauer und Ort der Durchführung. Dies schafft Transparenz und gibt dem Klienten die Gelegenheit, bereits im Vorfeld das Thema zu reflektieren.

Hilfreich für die Vorgehensweise sind folgende Leitfragen:

- Welches Ziel hat der Einsatz des Instrumentes? Welche Daten sollen erhoben, welche Fragen beantwortet werden?
- Wie gestaltet sich die Durchführung des Instrumentes?
- Wie werden die Ergebnisse ausgewertet und dokumentiert?
- Wer erhält Zugang zu den Informationen?

Durchführung

In der Regel füllt der Klient die Checkliste allein oder in Gegenwart bzw. mit Unterstützung der Ergotherapeutin aus. Dafür ist ein ruhiges Umfeld, in dem der Klient sich auf die Inhalte der Checkliste konzentrieren kann, notwendig. Wichtig sind zudem angemessene Lichtverhältnisse und Mobiliar (bequemer Stuhl und Tisch in Schreibhöhe).
Während der Durchführung des jeweiligen Befunderhebungsinstrumentes sollte die Ergotherapeutin darauf achten, dass Form und Inhalt des Dokuments dem jeweiligen Klienten wirklich entsprechen und die Durchführung klientengerecht vorgenommen wird (Hilfestellung, Pausen etc.). Gegebenenfalls können die Durchführung und die Reflexion der Ergebnisse auf mehrere Therapieeinheiten verteilt werden.
Falls der Klient aufgrund der Tagesform nicht in der Lage ist, das Assessment zu bearbeiten, kann die Therapeutin das Ausfüllen der Listen nach Angaben des Klienten erledigen. Sofern der Klient dazu nicht selbst fähig ist, können auch enge Bezugspersonen (stellvertretend für den Klienten) diese Informationen an die Therapeutin geben.
Vor allem die Interessen- und die Rollen-Checklisten können auch die Basis für eine Gruppendiskussion unter den Klienten bilden.

Nachbereitung (Auswertung)

Nachdem der Klient die Checkliste ausgefüllt hat, werden die Ergebnisse direkt im Anschluss oder möglichst zeitnah besprochen.
Mit diesem Gespräch

- sichert die Therapeutin, dass die Aufgabe richtig verstanden wurde und die Ergebnisse „zuverlässig" sind.
- können Ergotherapeutin und Klient gemeinsam die Ergebnisse im Lebenszusammenhang des Klienten bewerten und entsprechende Schlüsse für die Therapie ziehen.
- werden die Therapieziele und -methoden zusammen mit dem Klienten abgestimmt und von der Therapeutin oder ggf. dem Klienten dokumentiert.

Beim Fragebogen zur Betätigung und beim Aktivitäten-Protokoll können die Ergebnisse zusätzlich z. B. in Form eines Kreisdiagramms dargestellt und so weiter bearbeitet werden.
Die Ergotherapeutin informiert gegebenenfalls weitere Teammitglieder, die Bezugsperson und/oder die relevanten Personen aus dem Umfeld des Klienten über die Ergebnisse der Auswertung und die sich daraus ergebenden therapeutischen Ziele und Vorgehensweisen.

5 Ausgewählte MOHO-Checklisten

5.1 Interest Checklist (IC), Interessen-Checkliste

Autor: Matsutsuyu, J. (1969)

Kurzbeschreibung der Interessen-Checkliste

- In einem Raster werden 68 Aktivitäten auf zwei Seiten genannt (mit Möglichkeit zum Einfügen zusätzlicher Aktivitäten).
- Das Instrument unterscheidet nach vergangenen, gegenwärtigen und potenziellen zukünftigen Aktivitäten und dem Grad der Ausprägung. Auf diese Weise wird ein Interessenprofil erarbeitet.
- Aus dem Raster lassen sich folgende Informationen (zur Volition) ableiten:
  - die Anzahl der Interessen.
  - die Art der Interessen (z. B. solitäre oder gesellige, innerhäusige oder außerhäusige, aktive oder passive Interessen).
  - die Ausprägung des Interesses über Zeiträume hinweg (z. B. Interessenverluste).
  - die Wichtigkeit des Interesses (für die Zukunftsplanung).

Die Interessen-Checkliste kann nach Bedarf modifiziert werden. So sollten die Aktivitäten den soziokulturellen und räumlichen Umweltbedingungen der Klienten und ggf. dem jeweiligen Zeitgeist angepasst werden. Zudem kann bei der Anpassung auch das Alter (und ggf. Geschlecht) der Klienten berücksichtigt werden.

Für welche Zielgruppe kann die Interessen-Checkliste eingesetzt werden?

- Jugendliche
- Erwachsene
- Ältere Menschen

Für Kinder wurde das Pediatric Interest Profile (Henry 2000) entwickelt, welches aber bisher noch nicht in vollständiger deutscher Übersetzung vorliegt. Das englischsprachige Original ist auf der Website des MOHO-Clearinghouses zu finden. (http://www.moho.uic.edu/images/assessments/PIPs%20Manu al.pdf)

5.2 Role Checklist (RC), Rollen-Checkliste

Autoren: Oakley, F., Kielhofner, G., Barris, R. (1985)

Kurzbeschreibung der Rollen-Checkliste

- Anhand von zehn benannten und definierten, verinnerlichten Rollen wird innerhalb eines Rasters ein Rollenprofil erstellt. Zudem gibt es die Möglichkeit unter „Sonstige“ weitere Rollen einzufügen.
- Die Definitionen beziehen sich auf die Partizipation eines Menschen und somit auf dessen aktiv eingenommene Rollen.
- Der Klient identifiziert vergangene, aktuelle und gewünschte verinnerlichte Rollen sowie den Grad des Bedürfnisses, diese auszuführen.
- Aus dem Rollenprofil lassen sich Informationen (zur Habituation) ableiten wie:
  - die Rollenanzahl in verschiedenen Lebensabschnitten.
  - den Rollenverlust oder Rollengewinn (Habituation) in verschiedenen Lebensabschnitten und die damit verbundene Wertschätzung (Volition).
  - die Übereinstimmung der eingenommenen Rollen mit deren Wertschätzung.
  - die Wünsche bezüglich zukünftig einzunehmender Rollen.
  - die Verteilung der Rollen auf die Performanzbereiche Arbeit, Freizeit, Selbstversorgung und Erholung.

Für welche Zielgruppe kann die Rollen-Checkliste eingesetzt werden?

- Jugendliche
- Erwachsene
- Ältere Menschen

5.3 Activity Record (ACTRE), Aktivitäten-Protokoll

Autoren: Furst, G., Gerber, L., Smith, C., Fisher, S., Shulman, B. (1987); Gerber, L., Furst, G. (1992).

Kurzbeschreibung des Aktivitäten-Protokolls

- Das Aktivitäten-Protokoll schafft einen Überblick über die typischen Aktivitäten (im halbstündigen Rhythmus) eines Klienten innerhalb eines Werk- oder Wochenendtages (24 Stunden).
- Es wurde spezifisch für Menschen mit körperlichen Beeinträchtigungen geschaffen und eruiert den Grad an Schmerz, Müdigkeit, die Schwierigkeiten eine Aktivität durchzuführen und die Notwendigkeit von Pausen während der Aktivität.
- Es zeigt auf, welchem Performanzbereich der Klient die jeweilige Aktivität zuordnet (Produktivität, Freizeit, Selbstversorgung oder Erholung). Diese Information kann anschließend z. B. in Form eines Kreisdiagramms dargestellt und ausgewertet werden.
- Es stellt dar, in welchem Ausmaß der Klient (aus seiner Sicht) eine Aktivität genießt (Interessen), wertschätzt (Werte) und beherrscht (Selbstbild).
- Die Bewertung durch den Klienten findet auf einer 4er-Skala statt.
- Aus dem Aktivitäten-Protokoll lassen sich dann Informationen ableiten wie:
  - besonders befriedigende/herausfordernde Aktivitäten im Zusammenhang mit einer Übereinstimmung/Diskrepanz (in Bezug auf Schmerzen, Energielevel, Interessen, Selbstbild oder Wertehaltung).
  - das Zeitmanagement des Klienten.
  - die Ausgewogenheit der Nutzung von Zeit zwischen Produktivität, Freizeit, Selbstversorgung und Erholung.

Für welche Zielgruppe kann das Aktivitäten-Protokoll eingesetzt werden?

- Jugendliche
- Erwachsene
- Ältere Menschen

5.4 Occupational Questionnaire (OQ), Fragebogen zur Betätigung

Autoren: Smith, N.R., Kielhofner, G., Watts, J. (1986)

Kurzbeschreibung des Fragebogens zur Betätigung

- Der Fragebogen zur Betätigung basiert auf dem Aktivitäten-Protokoll und ist dessen vereinfachte Form.
- Es schafft einen Überblick über die typischen Aktivitäten (im halbstündigen Rhythmus) eines Klienten innerhalb eines Werk- oder Wochenendtages (24 Stunden).
- Es zeigt auf, welchem Performanzbereich der Klient die Aktivität zuordnet (Produktivität, Freizeit, Selbstversorgung oder Erholung). Diese Information kann anschließend z. B. in Form eines Kreisdiagramms dargestellt und ausgewertet werden.
- Es stellt dar, in welchem Ausmaß der Klient (aus seiner Sicht) eine Aktivität genießt (Interessen), wertschätzt (Werte) und beherrscht (Selbstbild).
- Die Bewertung durch den Klienten findet auf einer 4er- bzw. 5er-Skala statt.
- Aus dem Fragebogen zur Betätigung lassen sich Informationen zu folgenden Faktoren ableiten:
  - besonders befriedigende/herausfordernde Aktivitäten im Zusammenhang mit der Übereinstimmung/Diskrepanz zwischen den Gewohnheiten (Habituation) und dem Selbstbild, den Interessen und den Werten des Klienten (Volition).
  - das Zeitmanagement des Klienten.
  - die Ausgewogenheit der Nutzung von Zeit in Bezug auf Produktivität, Freizeit, Selbstversorgung und Erholung.

Für welche Zielgruppe kann der Fragebogen zur Betätigung eingesetzt werden?

- Jugendliche
- Erwachsene
- Ältere Menschen

6 Das MOHO-Clearinghouse

Das MOHO Clearinghouse ist eine Non-Profit-Organisation mit dem Zweck, Informationen und Quellen zu MOHO für Studierende, Dozierende, Praktiker und Forschende bereitzustellen. Die Organisation ist im Departement of Occupational Therapy an der Universität von Illinois in Chicago angegliedert und unterhält eine Website, von der Informationen, Publikationen, Assessments und die oben beschriebenen Checklisten in unterschiedlichen Sprachen heruntergeladen werden können. Dieser Service ist zum Teil kostenpflichtig; die Erträge aus dem Verkauf von E-Produkten kommen jedoch in vollem Umfang der Forschung und Weiterentwicklung der MOHO-Instrumente zugute.

Weitere aktuelle Informationen finden Sie auf der Homepage des MOHO Clearinghouses unter: https://moho-irm.uic.edu/default.aspx

Literatur

Furst, G., Gerber, L., Smith, C., Fisher, S., Shulman, B. (1987) A program for improving energy conversation behaviors in adult with rheumatoid arthritis. American Journal of Occupational Therapy, 41, 102–111.

Gerber, L., Furst, G. (1992) Scoring methods and application of the Activity Record (ACTRE) for patients with musculoskeletal disorder. Arthritis Care and Research, 5, 151–156.

Henry, A. (2000) Pediatric Interest Profiles. Therapy Skill Builders. The Psychological Corporation, Edmonton.

https://moho-irm.uic.edu/default.aspx

Jerosch-Herold, C., Marotzki, U., Stubner, B.-M., Weber, P. (2009) Konzeptionelle Modelle für die ergotherapeutische Praxis. 3. Auflage Springer Verlag. Heidelberg.

Kielhofner, G. (2008) Model of Human Occupation Theory and Application; Fourth edition. Baltimore. Williams & Williams.

Kielhofner, G., Neville, A. (1983) The modified interest checklist. Unveröffentlichtes Manuskript.

Kubny-Lüke, B. (2017) Ergotherapie im Arbeitsfeld Psychiatrie. 3. Auflage Thieme Verlag. Stuttgart.

Matsutsuyu, J. (1969) The Interest Check List. American Journal of Occupational Therapy, 23, 323–328.

Oakley, F., Kielhofner, G., Barris, R. (1985) An occupational therapy approach to assessing psychiatric patients adaptive functioning. American Journal of Occupational Therapy, 39, 147–154.

Scaffa, M. (1981) Temporal adaptations and alcoholism. Unveröffentlichte Master Thesis.

Scheepers, C., Steding-Albrecht, U., Jehn, P. (2020) Vom Behandeln zum Handeln. Lehrbuch für die praktische und theoretische Ausbildung. 6. Auflage Thieme Verlag. Stuttgart.

Smith, N.R., Kielhofner, G., Watts, J. (1986) The relationship between volition, activity pattern, and life satisfaction in the elderly. American Journal of Occupational Therapy, 40, 278–283.

Sumsion, T. (1999) Client-centred Practice in Occupational Therapy. A Guide to Implementation. Elsevier LTD, Oxford.

Interessen-Checkliste

Der Grad des Interesses an bestimmten Aktivitäten

Anleitung: Markieren Sie für jede Aktivität alle Spalten, die Ihren Interessengrad beschreiben.

	Wie ausgeprägt war bisher Ihr Interesse?						Nehmen Sie zurzeit an der Aktivität teil?		Würden Sie ihr gern in Zukunft nachkommen?	
	In den letzten 10 Jahren?			Im letzten Jahr?						
Aktivität	**stark**	**etwas**	**kein**	**stark**	**etwas**	**kein**	**ja**	**nein**	**ja**	**nein**
Gartenarbeit										
Nähen, Sticken										
Kartenspiele										
Fremdsprachen										
Kirchengemeindearbeit										
Radio hören										
Spaziergänge										
Autoreparaturen										
Schreiben										
Tanzen										
Golf										
Fußball										
Popmusik hören										
Puzzles										
Ferienaktivitäten										
Haustiere										
Filme										
Klassische Musik hören										
Reden/Vorträge halten										
Schwimmen										
Kegeln										
Besuche abstatten										
Flickarbeit										
Brett-/Gesellschaftsspiele										
Grillen										
Lesen										
Reisen										
Partys										
Kampfsportarten										
Putzen										
Modellbau										
Fernsehen										
Konzerte										
Töpfern										

Interessen-Checkliste (Fortsetzung)

Aktivität	Wie ausgeprägt war bisher Ihr Interesse? In den letzten 10 Jahren?			Im letzten Jahr?			Nehmen Sie zurzeit an der Aktivität teil?		Würden Sie ihr gern in Zukunft nachkommen?	
	stark	etwas	kein	stark	etwas	kein	ja	nein	ja	nein
Zelten										
Waschen, Bügeln										
Politik										
Wohnung gestalten										
Einkaufen										
Klubs, Vereine										
Singen										
Pfadfinder										
Kleidung										
Handwerken, Basteln										
Frisieren										
Radfahren										
Theaterbesuche										
Naturbeobachtungen										
Verabredungen										
Autorennen										
Heimwerkerarbeiten										
Sporttraining										
Jagen										
Holzarbeiten										
Billard										
Auto/Motorrad fahren										
Kinderbetreuung										
Tennis										
Kochen, Backen										
Basketball										
Geschichte										
Sammeln										
Angeln										
Wissenschaft										
Lederarbeiten										
Fotografie										
Malen, Zeichnen										
Sonstige:										

Matsutsuyu, J. (1967), Rogers, J. Weinstein, J. (1978). Übersetzt in die deutsche Sprache von Christiane Mentrup (1994, 2011)

Rollen-Checkliste Teil 1

Name ______________________________ Alter ________ Datum ____________

Geschlecht ☐ männlich ☐ weiblich

Familienstand ☐ allein-stehend ☐ verheiratet ☐ getrennt lebend ☐ geschieden ☐ verwitwet

Rente ☐ ja ☐ nein

Es ist der Zweck dieser Checkliste, die wichtigsten Rollen in Ihrem Leben zu identifizieren. Sie besteht aus zwei Teilen und präsentiert zehn verschiedene Rollen, die jeweils definiert sind.

Kreuzen Sie jeweils an, ob Sie die Rolle in der Vergangenheit ausgeführt haben, gegenwärtig ausführen und/oder dies für die Zukunft planen. Sie können pro Rolle mehr als eine Spalte ankreuzen.

Rolle	Vergangen-heit	Gegenwart	Zukunft
Schüler/in bzw. Student/in Teilnahme an Bildungsangeboten auf Voll- oder Teilzeitbasis			
Berufstätige/r Bezahlte Vollzeit- oder Teilzeitstellung			
Ehrenamtliche/r Mindestens einmal wöchentlich einem Krankenhaus, einer Schule, einer politischen Initiative oder Ähnlichem Leistungen zur Verfügung stellen			
Betreuer/in Mindestens einmal wöchentlich Verantwortung für die Versorgung einer Person wie einem Kind, Partner, Verwandten oder Freund übernehmen			
Hausfrau/-mann Mindestens einmal wöchentlich Verantwortung für die Versorgung des Haushalts (wie Putzen oder Gartenarbeit) übernehmen			
Freund/in Mindestens einmal wöchentlich mit Freund/in Zeit zu verbringen oder gemeinsam etwas unternehmen			
Familienmitglied Mindestens einmal wöchentlich mit einem Familienmitglied wie Kind, Partner, Elternteil oder Verwandten Zeit zu verbringen oder gemeinsam etwas unternehmen			
Religiöse/r Teilnehmer/in Mindestens einmal wöchentlich Teilnahme an Gruppen oder Aktivitäten, die mit der eigenen Religion in Verbindung stehen			
Hobbytreibende/r Mindestens einmal wöchentlich Ausübung eines Hobbys wie Nähen, Spielen eines Instrumentes, Basteln, Sport treiben, Theater besuchen, Teilnahme in einem Klub/Team			
Teilnehmer/in in Organisationen Mindestens einmal wöchentlich Teilnahme in einer Organisation wie einer Frauen-/Männergruppe, Weight Watchers, Anonyme Alkoholiker, Alleinerziehendengruppe			
Sonstige			

Rollen-Checkliste Teil 2

Dieselben Rollen wie in Teil 1 sind hier aufgelistet. Kreuzen Sie neben jeder Rolle die Spalte an, welche am ehesten den Wert (Wichtigkeit) wiedergibt, den Sie der Rolle beimessen. Geben Sie diese Information für jede Rolle ab, selbst wenn Sie diese nie ausgeübt haben und es auch für die Zukunft nicht planen.

Rolle	nicht wertvoll	ziemlich wertvoll	sehr wertvoll
Schüler/in bzw. Student/in Teilnahme an Bildungsangeboten auf Voll- o. Teilzeitbasis			
Berufstätige/r Bezahlte Vollzeit- oder Teilzeitstellung			
Ehrenamtliche/r Mindestens einmal wöchentlich einem Krankenhaus, einer Schule, einer politischen Initiative oder Ähnlichem Leistungen zur Verfügung stellen			
Betreuer/in Mindestens einmal wöchentlich Verantwortung für die Versorgung einer Person wie einem Kind, Partner, Verwandten oder Freund übernehmen			
Hausfrau/-mann Mindestens einmal wöchentlich Verantwortung für die Versorgung des Haushalts (wie Putzen oder Gartenarbeit) übernehmen			
Freund/in Mindestens einmal wöchentlich mit Freund/in Zeit zu verbringen oder gemeinsam etwas unternehmen			
Familienmitglied Mindestens einmal wöchentlich mit einem Familienmitglied wie Kind, Partner, Elternteil oder Verwandten Zeit zu verbringen oder gemeinsam etwas unternehmen			
Religiöse/r Teilnehmer/in Mindestens einmal wöchentlich Teilnahme an Gruppen oder Aktivitäten, die mit der eigenen Religion in Verbindung stehen			
Hobbytreibende/r Mindestens einmal wöchentlich Ausübung eines Hobbys wie Nähen, Spielen eines Instrumentes, Basteln, Sport treiben, Theater besuchen, Teilnahme in einem Klub/Team			
Teilnehmer/in in Organisationen Mindestens einmal wöchentlich Teilnahme in einer Organisation wie einer Frauen-/Männergruppe, Weight Watchers, Anonyme Alkoholiker, Alleinerziehendengruppe			
Sonstige			

Aktivitäten-Protokoll

Name								Alter		Datum	
Tag 1	**Morgens**			**Frage 1**	**Frage 2**	**Frage 3**	**Frage 4**	**Frage 5**	**Frage 6**	**Frage 7**	**Frage 8**
Nr.	Beginn um	Kategorie*	Aktivität	Haben Sie während der Zeit Schmerzen? 1 gar nicht 2 wenig 3 etwas 4 viel	Spüren Sie zu Beginn Müdigkeit? 1 gar nicht 2 wenig 3 etwas 4 viel	Wie gut können Sie dies? 1 sehr schlecht 2 schlecht 3 mittelmäßig 4 gut	Wie schwierig ist die Aktivität? 1 sehr schwierig 2 schwierig 3 etwas schwierig 4 nicht schwierig	Wie bedeutungsvoll ist die Aktivität für Sie? 1 nicht bedeutungsvoll 2 kaum bedeutungsvoll 3 bedeutungsvoll 4 sehr bedeutungsvoll	Inwieweit verursacht die Aktivität Müdigkeit? 1 nicht 2 kaum 3 etwas 4 sehr	Wie sehr genießen Sie die Aktivität? 1 nicht 2 kaum 3 etwas 4 sehr	Haben Sie während der Aktivität pausiert? 1 ja 2 nein
	04:30			1 2 3 4	1 2 3 4	1 2 3 4	1 2 3 4	1 2 3 4	1 2 3 4	1 2 3 4	1 2
	05:00			1 2 3 4	1 2 3 4	1 2 3 4	1 2 3 4	1 2 3 4	1 2 3 4	1 2 3 4	1 2
	05:30			1 2 3 4	1 2 3 4	1 2 3 4	1 2 3 4	1 2 3 4	1 2 3 4	1 2 3 4	1 2
	06:00			1 2 3 4	1 2 3 4	1 2 3 4	1 2 3 4	1 2 3 4	1 2 3 4	1 2 3 4	1 2
	06:30			1 2 3 4	1 2 3 4	1 2 3 4	1 2 3 4	1 2 3 4	1 2 3 4	1 2 3 4	1 2
	07:00			1 2 3 4	1 2 3 4	1 2 3 4	1 2 3 4	1 2 3 4	1 2 3 4	1 2 3 4	1 2
	07:30			1 2 3 4	1 2 3 4	1 2 3 4	1 2 3 4	1 2 3 4	1 2 3 4	1 2 3 4	1 2
	08:00			1 2 3 4	1 2 3 4	1 2 3 4	1 2 3 4	1 2 3 4	1 2 3 4	1 2 3 4	1 2
	08:30			1 2 3 4	1 2 3 4	1 2 3 4	1 2 3 4	1 2 3 4	1 2 3 4	1 2 3 4	1 2
	09:00			1 2 3 4	1 2 3 4	1 2 3 4	1 2 3 4	1 2 3 4	1 2 3 4	1 2 3 4	1 2
	09:30			1 2 3 4	1 2 3 4	1 2 3 4	1 2 3 4	1 2 3 4	1 2 3 4	1 2 3 4	1 2
	10:00			1 2 3 4	1 2 3 4	1 2 3 4	1 2 3 4	1 2 3 4	1 2 3 4	1 2 3 4	1 2
	10:30			1 2 3 4	1 2 3 4	1 2 3 4	1 2 3 4	1 2 3 4	1 2 3 4	1 2 3 4	1 2
	11:00			1 2 3 4	1 2 3 4	1 2 3 4	1 2 3 4	1 2 3 4	1 2 3 4	1 2 3 4	1 2
	11:30			1 2 3 4	1 2 3 4	1 2 3 4	1 2 3 4	1 2 3 4	1 2 3 4	1 2 3 4	1 2
	12:00			1 2 3 4	1 2 3 4	1 2 3 4	1 2 3 4	1 2 3 4	1 2 3 4	1 2 3 4	1 2

Aktivitäten-Protokoll (Fortsetzung)

Tag 1	Nachmittags/Abends			Frage 1	Frage 2	Frage 3	Frage 4	Frage 5	Frage 6	Frage 7	Frage 8
Nr.	Beginn um	Kategorie*	Aktivität	Haben Sie während der Zeit Schmerzen? 1 gar nicht 2 wenig 3 etwas 4 viel	Spüren Sie zu Beginn Müdigkeit? 1 gar nicht 2 wenig 3 etwas 4 viel	Wie gut können Sie dies? 1 sehr schlecht 2 schlecht 3 mittelmäßig 4 gut	Wie schwierig ist die Aktivität? 1 sehr schwierig 2 schwierig 3 etwas schwierig 4 nicht schwierig	Wie bedeutungsvoll ist die Aktivität für Sie? 1 nicht bedeutungsvoll 2 kaum bedeutungsvoll 3 bedeutungsvoll 4 sehr bedeutungsvoll	Inwieweit verursacht die Aktivität Müdigkeit? 1 nicht 2 kaum 3 etwas 4 sehr	Wie sehr genießen Sie die Aktivität? 1 nicht 2 kaum 3 etwas 4 sehr	Haben Sie während der Aktivität pausiert? 1 ja 2 nein
	12:30			1 2 3 4	1 2 3 4	1 2 3 4	1 2 3 4	1 2 3 4	1 2 3 4	1 2 3 4	1 2
	13:00			1 2 3 4	1 2 3 4	1 2 3 4	1 2 3 4	1 2 3 4	1 2 3 4	1 2 3 4	1 2
	13:30			1 2 3 4	1 2 3 4	1 2 3 4	1 2 3 4	1 2 3 4	1 2 3 4	1 2 3 4	1 2
	14:00			1 2 3 4	1 2 3 4	1 2 3 4	1 2 3 4	1 2 3 4	1 2 3 4	1 2 3 4	1 2
	14:30			1 2 3 4	1 2 3 4	1 2 3 4	1 2 3 4	1 2 3 4	1 2 3 4	1 2 3 4	1 2
	15:00			1 2 3 4	1 2 3 4	1 2 3 4	1 2 3 4	1 2 3 4	1 2 3 4	1 2 3 4	1 2
	15:30			1 2 3 4	1 2 3 4	1 2 3 4	1 2 3 4	1 2 3 4	1 2 3 4	1 2 3 4	1 2
	16:00			1 2 3 4	1 2 3 4	1 2 3 4	1 2 3 4	1 2 3 4	1 2 3 4	1 2 3 4	1 2
	16:30			1 2 3 4	1 2 3 4	1 2 3 4	1 2 3 4	1 2 3 4	1 2 3 4	1 2 3 4	1 2
	17:00			1 2 3 4	1 2 3 4	1 2 3 4	1 2 3 4	1 2 3 4	1 2 3 4	1 2 3 4	1 2
	17:30			1 2 3 4	1 2 3 4	1 2 3 4	1 2 3 4	1 2 3 4	1 2 3 4	1 2 3 4	1 2
	18:00			1 2 3 4	1 2 3 4	1 2 3 4	1 2 3 4	1 2 3 4	1 2 3 4	1 2 3 4	1 2
	18:30			1 2 3 4	1 2 3 4	1 2 3 4	1 2 3 4	1 2 3 4	1 2 3 4	1 2 3 4	1 2
	19:00			1 2 3 4	1 2 3 4	1 2 3 4	1 2 3 4	1 2 3 4	1 2 3 4	1 2 3 4	1 2
	19:30			1 2 3 4	1 2 3 4	1 2 3 4	1 2 3 4	1 2 3 4	1 2 3 4	1 2 3 4	1 2
	20:00			1 2 3 4	1 2 3 4	1 2 3 4	1 2 3 4	1 2 3 4	1 2 3 4	1 2 3 4	1 2
	20:30			1 2 3 4	1 2 3 4	1 2 3 4	1 2 3 4	1 2 3 4	1 2 3 4	1 2 3 4	1 2
	21:00			1 2 3 4	1 2 3 4	1 2 3 4	1 2 3 4	1 2 3 4	1 2 3 4	1 2 3 4	1 2
	21:30			1 2 3 4	1 2 3 4	1 2 3 4	1 2 3 4	1 2 3 4	1 2 3 4	1 2 3 4	1 2
	22:00			1 2 3 4	1 2 3 4	1 2 3 4	1 2 3 4	1 2 3 4	1 2 3 4	1 2 3 4	1 2
	22:30			1 2 3 4	1 2 3 4	1 2 3 4	1 2 3 4	1 2 3 4	1 2 3 4	1 2 3 4	1 2
	23:00			1 2 3 4	1 2 3 4	1 2 3 4	1 2 3 4	1 2 3 4	1 2 3 4	1 2 3 4	1 2

Aktivitäten-Protokoll (Fortsetzung)

Tag 1	**Nachmittags/Abends**			**Frage 1**	**Frage 2**	**Frage 3**	**Frage 4**	**Frage 5**	**Frage 6**	**Frage 7**	**Frage 8**
Nr.	Beginn um	Kategorie*	Aktivität	Haben Sie während der Zeit Schmerzen? 1 gar nicht 2 wenig 3 etwas 4 viel	Spüren Sie zu Beginn Müdigkeit? 1 gar nicht 2 wenig 3 etwas 4 viel	Wie gut können Sie dies? 1 sehr schlecht 2 schlecht 3 mittelmäßig 4 gut	Wie schwierig ist die Aktivität? 1 sehr schwierig 2 schwierig 3 etwas schwierig 4 nicht schwierig	Wie bedeutungsvoll ist die Aktivität für Sie? 1 nicht bedeutungsvoll 2 kaum bedeutungsvoll 3 bedeutungsvoll 4 sehr bedeutungsvoll	Inwieweit verursacht die Aktivität Müdigkeit? 1 nicht 2 kaum 3 etwas 4 sehr	Wie sehr genießen Sie die Aktivität? 1 nicht 2 kaum 3 etwas 4 sehr	Haben Sie während der Aktivität pausiert? 1 ja 2 nein
	23:30			1 2 3 4	1 2 3 4	1 2 3 4	1 2 3 4	1 2 3 4	1 2 3 4	1 2 3 4	1 2
	24:00			1 2 3 4	1 2 3 4	1 2 3 4	1 2 3 4	1 2 3 4	1 2 3 4	1 2 3 4	1 2

*** Schlüssel für Kategorien**

Erholung	**ER**	Ruhephasen über 30 Minuten oder länger
Selbstversorgung	**SV**	Aktivitäten zur persönlichen Versorgung inkl. Ankleiden, Körperhygiene, Duschen, übliche Mahlzeiten etc.
Vorbereitung oder Planen	**VP**	Zeit, die aufgewendet wird, um eine Aktivität vorzubereiten oder zu planen, wann und wie tägliche oder wöchentliche Aktivitäten durchgeführt werden
Haushaltsaktivitäten	**HA**	Kochen, Putzen, Flicken, Einkaufen und Verräumen von Lebensmitteln, Gartenarbeit oder ähnliche Aktivitäten
Arbeit	**AR**	Bezahlte oder ehrenamtliche Aktivitäten innerhalb oder außerhalb des Hauses, Schularbeiten, Referate schreiben, am Unterricht teilnehmen, Studieren oder ähnliche Aktivitäten
Freizeit	**FR**	Hobbys, Fernsehen, Spielen, Lesen, Sport, Essen gehen, Kinobesuche, Einkaufen, Gartenarbeit, Gespräche mit Freunden und ähnliche Aktivitäten
Transport	**TR**	Sich von und zu den Aktivitäten bewegen/reisen
Behandlung/Therapie	**BE**	Arzt- oder Therapietermine, häusliche Übungen
Schlaf	**SC**	Sich für die Nacht zum Schlafen legen

Fragebogen zur Betätigung

Datum ______________________ Name ______________________ Alter ______________________

Typische Aktivitäten Für jede halbe Stunde beginnend mit:	**Frage 1** Als was betrachten Sie die Aktivität? 1 Arbeit 2 Selbst-versorgung 3 Freizeit 4 Erholung	**Frage 2** Wie gut können Sie es? 1 sehr gut 2 gut 3 durchschnittlich 4 schlecht 5 sehr schlecht	**Frage 3** Wie wichtig ist es? 1 sehr wichtig 2 wichtig 3 egal 4 ungeliebt 5 Zeitverschwendung	**Frage 4** Wie sehr genießen Sie es? 1 mag es sehr gern 2 mag es 3 mag es nicht besonders 4 mag es nicht 5 mag es gar nicht
1:00 Uhr	1 2 3 4	1 2 3 4 5	1 2 3 4 5	1 2 3 4 5
1:30 Uhr	1 2 3 4	1 2 3 4 5	1 2 3 4 5	1 2 3 4 5
2:00 Uhr	1 2 3 4	1 2 3 4 5	1 2 3 4 5	1 2 3 4 5
2:30 Uhr	1 2 3 4	1 2 3 4 5	1 2 3 4 5	1 2 3 4 5
3:00 Uhr	1 2 3 4	1 2 3 4 5	1 2 3 4 5	1 2 3 4 5
3:30 Uhr	1 2 3 4	1 2 3 4 5	1 2 3 4 5	1 2 3 4 5
4:00 Uhr	1 2 3 4	1 2 3 4 5	1 2 3 4 5	1 2 3 4 5
4:30 Uhr	1 2 3 4	1 2 3 4 5	1 2 3 4 5	1 2 3 4 5
5:00 Uhr	1 2 3 4	1 2 3 4 5	1 2 3 4 5	1 2 3 4 5
5:30 Uhr	1 2 3 4	1 2 3 4 5	1 2 3 4 5	1 2 3 4 5
6:00 Uhr	1 2 3 4	1 2 3 4 5	1 2 3 4 5	1 2 3 4 5
6:30 Uhr	1 2 3 4	1 2 3 4 5	1 2 3 4 5	1 2 3 4 5
7:00 Uhr	1 2 3 4	1 2 3 4 5	1 2 3 4 5	1 2 3 4 5
7:30 Uhr	1 2 3 4	1 2 3 4 5	1 2 3 4 5	1 2 3 4 5
8:00 Uhr	1 2 3 4	1 2 3 4 5	1 2 3 4 5	1 2 3 4 5
8:30 Uhr	1 2 3 4	1 2 3 4 5	1 2 3 4 5	1 2 3 4 5
9:00 Uhr	1 2 3 4	1 2 3 4 5	1 2 3 4 5	1 2 3 4 5

Datum Name Alter

Typische Aktivitäten Für jede halbe Stunde beginnend mit:	**Frage 1** Als was betrachten Sie die Aktivität? 1 Arbeit 2 Selbstversorgung 3 Freizeit 4 Erholung	**Frage 2** Wie gut können Sie es? 1 sehr gut 2 gut 3 durchschnittlich 4 schlecht 5 sehr schlecht	**Frage 3** Wie wichtig ist es? 1 sehr wichtig 2 wichtig 3 egal 4 ungeliebt 5 Zeitverschwendung	**Frage 4** Wie sehr genießen Sie es? 1 mag es sehr gern 2 mag es 3 mag es nicht besonders 4 mag es nicht 5 mag es gar nicht
9:30 Uhr	1 2 3 4	1 2 3 4 5	1 2 3 4 5	1 2 3 4 5
10:00 Uhr	1 2 3 4	1 2 3 4 5	1 2 3 4 5	1 2 3 4 5
10:30 Uhr	1 2 3 4	1 2 3 4 5	1 2 3 4 5	1 2 3 4 5
11:00 Uhr	1 2 3 4	1 2 3 4 5	1 2 3 4 5	1 2 3 4 5
11:30 Uhr	1 2 3 4	1 2 3 4 5	1 2 3 4 5	1 2 3 4 5
12:00 Uhr	1 2 3 4	1 2 3 4 5	1 2 3 4 5	1 2 3 4 5
12:30 Uhr	1 2 3 4	1 2 3 4 5	1 2 3 4 5	1 2 3 4 5
13:00 Uhr	1 2 3 4	1 2 3 4 5	1 2 3 4 5	1 2 3 4 5
13:30 Uhr	1 2 3 4	1 2 3 4 5	1 2 3 4 5	1 2 3 4 5
14:00 Uhr	1 2 3 4	1 2 3 4 5	1 2 3 4 5	1 2 3 4 5
14:30 Uhr	1 2 3 4	1 2 3 4 5	1 2 3 4 5	1 2 3 4 5
15:00 Uhr	1 2 3 4	1 2 3 4 5	1 2 3 4 5	1 2 3 4 5
15:30 Uhr	1 2 3 4	1 2 3 4 5	1 2 3 4 5	1 2 3 4 5
16:00 Uhr	1 2 3 4	1 2 3 4 5	1 2 3 4 5	1 2 3 4 5
16:30 Uhr	1 2 3 4	1 2 3 4 5	1 2 3 4 5	1 2 3 4 5
17:00 Uhr	1 2 3 4	1 2 3 4 5	1 2 3 4 5	1 2 3 4 5
17:30 Uhr	1 2 3 4	1 2 3 4 5	1 2 3 4 5	1 2 3 4 5
18:00 Uhr	1 2 3 4	1 2 3 4 5	1 2 3 4 5	1 2 3 4 5
18:30 Uhr	1 2 3 4	1 2 3 4 5	1 2 3 4 5	1 2 3 4 5
19:00 Uhr	1 2 3 4	1 2 3 4 5	1 2 3 4 5	1 2 3 4 5
19:30 Uhr	1 2 3 4	1 2 3 4 5	1 2 3 4 5	1 2 3 4 5

Typische Aktivitäten Für jede halbe Stunde beginnend mit:	**Frage 1** Als was betrachten Sie die Aktivität? 1 Arbeit 2 Selbst-versorgung 3 Freizeit 4 Erholung	**Frage 2** Wie gut können Sie es? 1 sehr gut 2 gut 3 durchschnittlich 4 schlecht 5 sehr schlecht	**Frage 3** Wie wichtig ist es? 1 sehr wichtig 2 wichtig 3 egal 4 ungeliebt 5 Zeitverschwendung	**Frage 4** Wie sehr genießen Sie es? 1 mag es sehr gern 2 mag es 3 mag es nicht besonders 4 mag es nicht 5 mag es gar nicht
20:00 Uhr	1 2 3 4	1 2 3 4 5	1 2 3 4 5	1 2 3 4 5
20:30 Uhr	1 2 3 4	1 2 3 4 5	1 2 3 4 5	1 2 3 4 5
21:00 Uhr	1 2 3 4	1 2 3 4 5	1 2 3 4 5	1 2 3 4 5
21:30 Uhr	1 2 3 4	1 2 3 4 5	1 2 3 4 5	1 2 3 4 5
22:00 Uhr	1 2 3 4	1 2 3 4 5	1 2 3 4 5	1 2 3 4 5
22:30 Uhr	1 2 3 4	1 2 3 4 5	1 2 3 4 5	1 2 3 4 5
23:00 Uhr	1 2 3 4	1 2 3 4 5	1 2 3 4 5	1 2 3 4 5
23:30 Uhr	1 2 3 4	1 2 3 4 5	1 2 3 4 5	1 2 3 4 5
24:00 Uhr	1 2 3 4	1 2 3 4 5	1 2 3 4 5	1 2 3 4 5